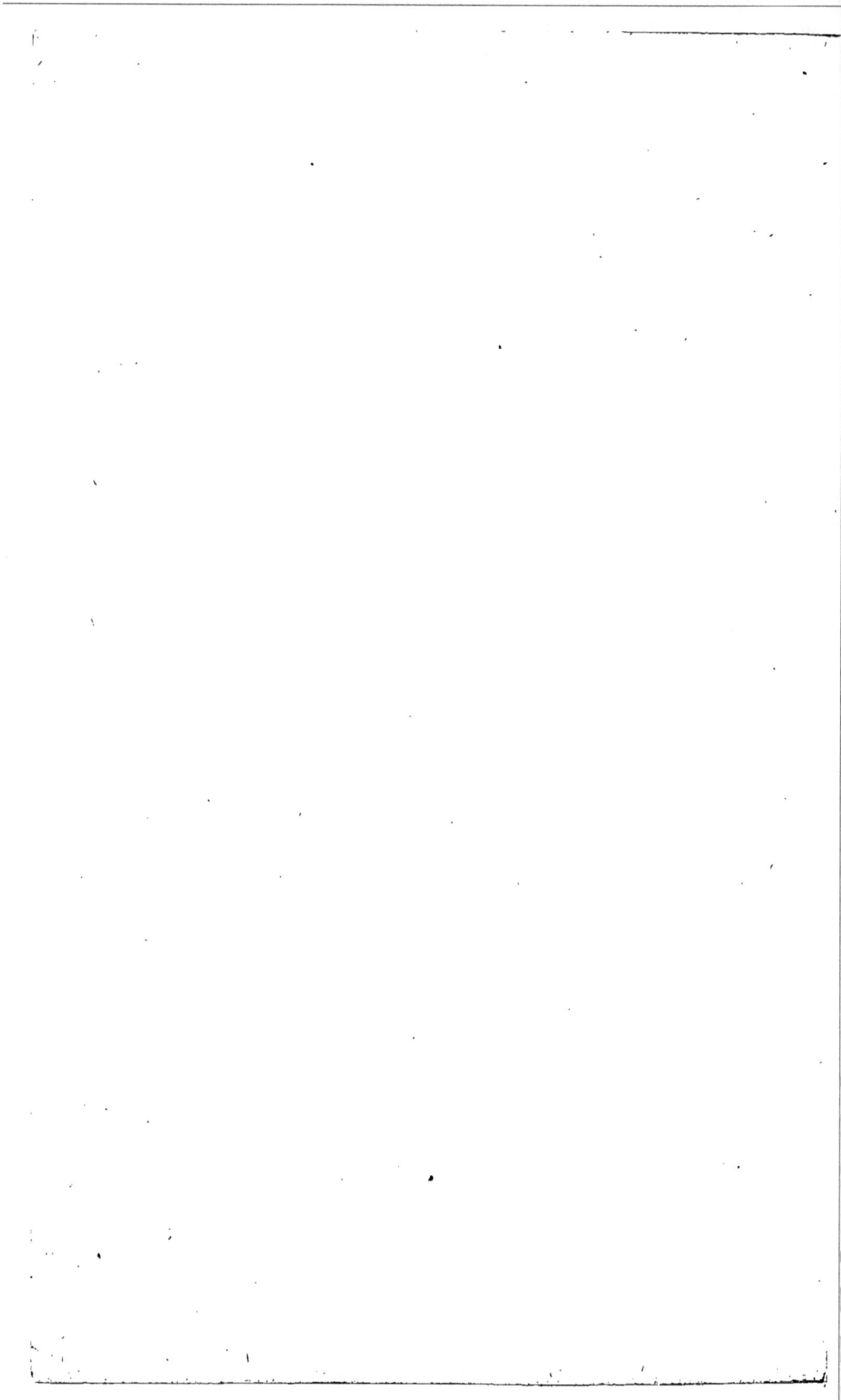

SYSTÈME

POUR

CONNAITRE LE SEXE DES ENFANTS

AVANT LEUR NAISSANCE

OU ART D'OBTENIR

DES GARÇONS ET DES FILLES

A VOLONTÉ.

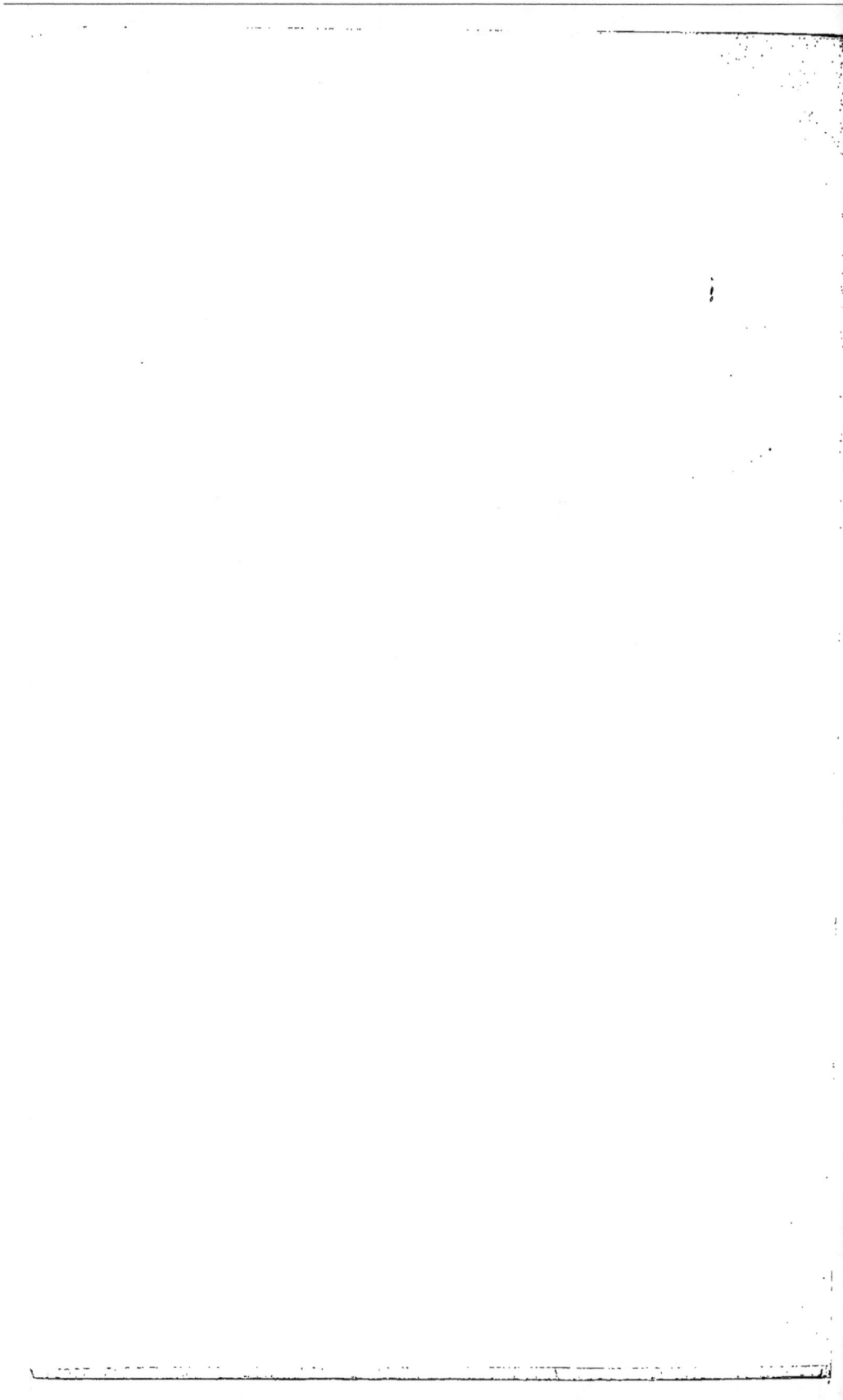

SYSTÈME

POUR

CONNAITRE LE SEXE DES ENFANTS

AVANT LEUR NAISSANCE

OU ART D'OBTENIR

DES GARÇONS ET DES FILLES

A VOLONTÉ

Par M. Léon MOULINS.

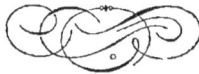

RODEZ,

Imprimerie de N. RATERY, rue de l'Embergue, 21.

1863.

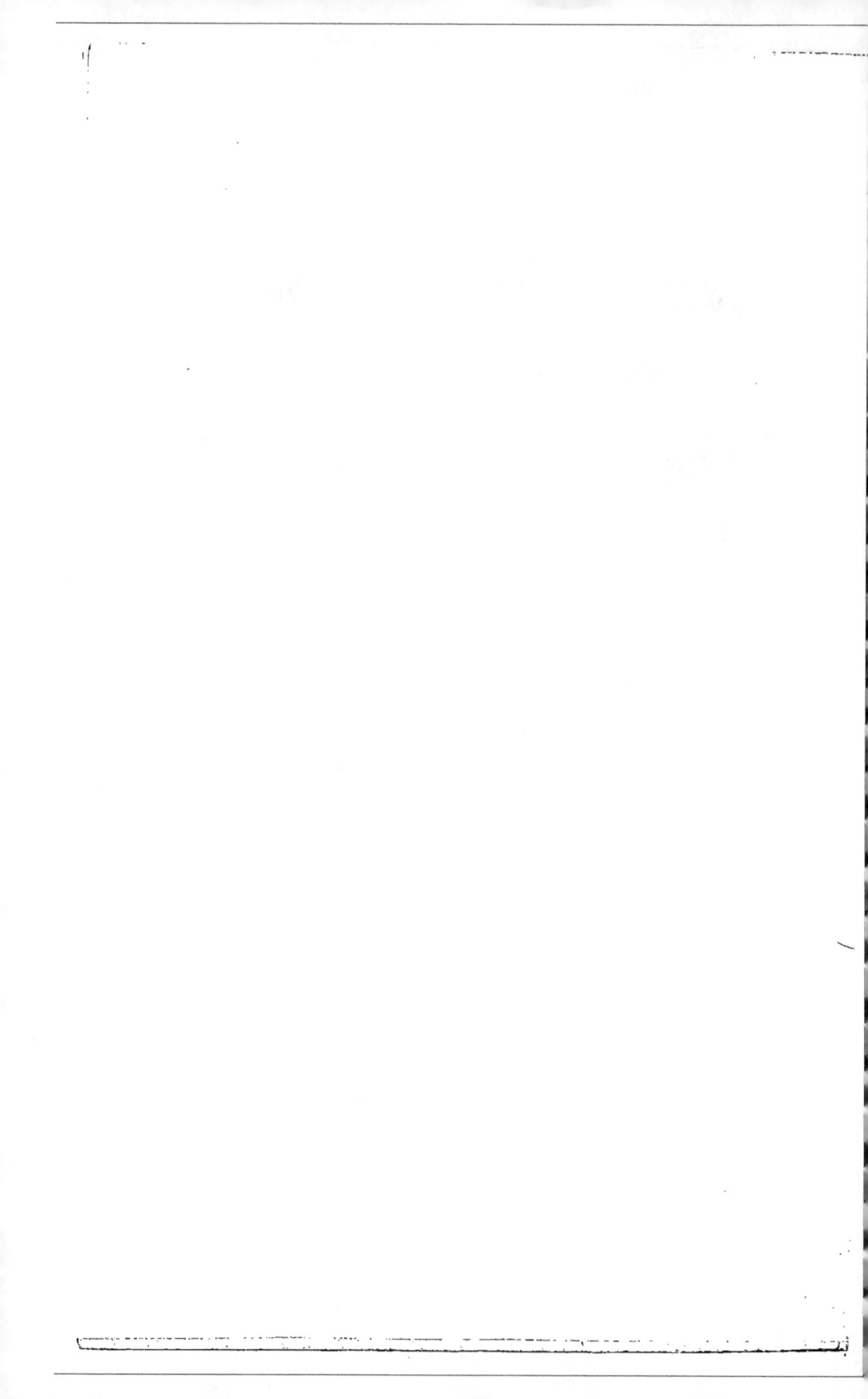

CHAPITRE Ier.

Conception et base du système.

Que penserait-on de celui qui oserait prédire, par la seule connaissance des parents, le sexe d'un enfant encore enfermé dans le sein de sa mère, ou mieux avant sa conception? Oh! la réponse est facile, me dira-t-on, on rirait. Eh bien! moi je dirai que je le pense aussi, et que je ne vois rien de plus probable. Mais si ce devin d'un nouvel ordre persistait sérieusement à se donner comme capable d'expliquer ce vieux mystère du sein maternel, croit-on que la plaisanterie continuât? J'imagine que non, et qu'il adviendrait ce qui m'est arrivé auprès d'un ami, à qui j'avais fait quelque confidence du système que je publie aujourd'hui précisément sur cette matière.

« Ce mystère du sexe, me dit-il, n'est soumis à aucune
» loi physique connue ni saisissable ; c'est un phénomène
» qui dépasse la science, un rébus dont nul autre que
» Dieu n'a la clef, et que la mère seule, au bout de neuf
» mois, met à la portée des intelligences vulgaires. Et sur
» quelles bases, pauvre ami, fonder à cet égard un sys-
» tème de divination plausible ? Il n'en est point : autant
» vaudrait chercher à construire une tour dans les airs.
» Les savants ont eu la sagesse d'avouer leur insuffisance,
» de renoncer à toute hypothèse. — Encore, ajoutait-il ,

» s'il s'agissait d'un homme qui eût fait une étude spéciale
» et profonde des sciences naturelles en général et de la
» physiologie en particulier ; d'un homme vieilli dans des
» observations laborieuses et multipliées, je pourrais
» espérer qu'il apporterait des vues nouvelles, peut-être
» des éclaircissements dans cette obscure question ; mais
» vous le savez, je pense, vous n'êtes pas un savant, pas
» même un Leverrier, et vous auriez la prétention d'avoir
» découvert une nouvelle planète ? N'insistez pas, mon
» cher ami, ou cette insistance serait taxée, et à bon
» droit, d'extravagance et de folie. »

Voilà quel fut le premier succès de mon système, et
c'est encore, assurément, ce qui l'attend aujourd'hui.
« Vous n'êtes pas un savant, me dira-t-on, donc votre
» système ne vaut rien, et vous mériteriez bien que nos
» matrones vous fissent un mauvais parti pour avoir cher-
» ché à leur ravir le plus beau de leurs attributions. »
Est-ce assez humiliant ? Eh bien ! à ce discours profond,
la réponse de Pentagruel : Parlez, patrocinez,

> Vous serez ébahi quand vous serez au bout,
> Que vous ne m'aurez rien persuadé du tout.

Non, je ne suis nullement persuadé qu'il soit nécessaire
à une vérité pour être bonne d'être émise ou proclamée
par un savant ; qu'il soit impossible à une intelligence
ordinaire, et sans toutes les ressources de la science, d'arriver à la découverte d'une simple loi de la nature. Ne
sait-on pas que les plus belles découvertes ont été plus
souvent le produit du hasard que le résultat des combinai-
sons du génie ? Qu'on me dise s'il a fallu une tête réunis-
sant toutes les sciences naturelles pour découvrir la circu-
lation du sang ? D'ailleurs, en est-il de la physiologie
comme des mathématiques, et ne peut-on saisir une vérité
naturelle qu'à l'aide d'autres vérités antérieurement acqui-
ses, et dont elle serait la conséquence ? L'histoire naturelle, écrite par Dieu, s'apprend par l'observation et non
par le raisonnement ou les inductions savantes. Qu'importe
donc à mon système le passeport de la science ? J'ai la
confiance qu'on y trouvera la vérité. J'ai en lui une foi
pleine et entière, et loin de me croire atteint de folie, je

me considère hautement comme aussi sage que le premier savant de France et de Navarre.

Seulement, qu'on ne me condamne pas à priori; qu'on me lise d'abord : et, si l'on me fait cet honneur, on se persuadera, j'en ai la conviction, que le sexe de l'enfant tient à une loi naturelle permanente; qu'il est possible, même sans être un savant, de découvrir cette loi; que celles que je signale sont vraisemblables, rationnelles, et, par l'inspection de la série de faits qui viennent attester l'efficacité de ces lois, on sera porté à proclamer que mon système présente quelque solidité réelle. Qu'on le lise donc! Et si après examen sérieux les hommes sages le trouvent foncièrement déraisonnable, je me tiendrai moi-même pour bien et dûment convaincu de folie, et il ne me restera plus qu'à courir à Charenton. Au contraire, si, comme je le crois, il paraît le plus plausible de tous ceux qui ont eu cours sur la matière, qu'on veuille bien étudier les moyens de s'en servir et qu'on en fasse l'application à quelques cas précis; je ne doute pas un instant que le résultat ne vienne grossir la liste de ceux que j'ai enregistrés dans un chapitre de ce travail.

Avant tout, il importe de prouver que mon système n'est point le produit d'une extravagante imagination; si la raison lui sert de base, les hommes qui se piquent de sagesse ne le repousseront pas sans examen, et les sceptiques espéreront. Et d'abord, qu'est-ce que la nature? Un assemblage de mystères et de vérités plus ou moins sensibles; un immense et merveilleux panorama où l'on voit partout des énigmes, des vérités cachées, souvent difficiles à comprendre, quelquefois incompréhensibles. De loin en loin, quelques hommes sont parvenus cependant, à force d'études et d'observations, à percer certains points du voile; d'autres sont arrivés au même résultat par le seul effet du hasard; ils ont découvert ce que nul n'avait même soupçonné, et, quelquefois aussi, ce que d'autres avaient cherché avec persévérance, mais avec moins de bonheur. Toutefois, il faut le reconnaître, les mystères, les phénomènes inexpliqués dominent encore, et quels que soient les efforts du génie humain, ce nombre sera longtemps encore plus grand que celui des vérités comprises ; d'abord , à cause de l'esprit borné de l'homme, et aussi, et surtout peut-être, parce que Dieu s'en est réservé l'intelligence à lui seul. Mais il n'est pas moins vrai que parmi ces phénomènes inexpliqués et réputés mystères, il en est qui ne sont que merveilleux et dont Dieu permet aux hommes la pleine connaissance et la découverte des lois qui les régissent. C'est là la foi universelle, c'est la mienne, et elle garantit du reproche de témérité l'homme qui, comme j'en ai eu l'ambition, veut chercher à pénétrer ces lois et ces mystères.

Je sais bien qu'une opinion très puissante par la qualité des hommes qui la professent rejette l'idée de lois immuables régissant la nature, et proclame l'intervention de la Providence dans l'accomplissement de chacun des phénomènes naturels qui viennent frapper nos yeux, et il serait difficile, cette opinion étant vraie, d'arriver à la découverte d'une loi imaginaire ; mais l'opinion contraire, tout aussi orthodoxe, est admise par le plus grand nombre et par la science. J'ai donc pu croire sans blasphème, avec la phalange imposante des savants, à des lois primordiales, posées dès l'origine par Dieu même pour régir tous les phénomènes de la nature, à des causes constantes créées capables de produire toujours les mêmes effets. L'agneau qui naît couvert de sa laine blanche ; le papillon qui sort paré de mille couleurs de son palais de soie ; la fleur qui rompt son enveloppe et étale à nos yeux sa brillante corolle, tout cela, dans chaque ordre, est la conséquence de causes constantes, de lois immuables, et cette conséquence ne peut varier.

Mais ce n'est pas assez que d'admettre des lois générales présidant à un phénomène de la nature considéré dans son universalité. Chaque partie du phénomène est soumis aussi à des lois particulières. Ainsi, non-seulement l'agneau a pour cause l'accouplement du bélier et de la brebis, mais sa forme, sa taille, sa couleur sont le produit de lois particulières, le résultat de causes génératrices qui les produisent inévitablement : depuis l'origine du monde on compte, et c'est une monstruosité, un enfant noir

issu de parents blancs. La Providence est gardienne de
ces lois générales et particulières qui fonctionnent sans
cesse sous son œil et sa main. Et loin que par cette opinion le rôle de la Providence se trouve amoindri, il semble
qu'il en soit plus grandiose et plus digne d'elle.

Cette doctrine est si vraie que quelques naturalistes
ayant découvert, par l'analyse ou la synthèse, quelques-
unes de ces lois en ont fait de nombreuses applications.
Ainsi, quand on a su à quelles causes tiennent la taille,
la couleur et la forme de l'animal, on a cherché à unir les
reproducteurs en vue de l'objet qu'on se proposait d'obtenir, et le résultat a presque toujours été suivi du succès.
Backwel, par exemple, a pu créer une race bovine à ossa-
ture grêle et à muscles et tissus charnus développés. D'autres ont obtenu des races sans cornes. Moi-même, dans
de nombreuses expériences, j'ai pu constater souvent des
résultats heureux et préjuger qu'il pouvait être fait, sur ce
terrain, les plus curieuses découvertes.

C'est après de longues observations de cette nature que
je me suis demandé si le sexe de l'animal, comme sa forme
et sa couleur, ne serait pas le résultat de lois originelles
constantes, plutôt que l'effet de la volonté actuelle de
Dieu (1). Evidemment il n'y a pas de raison qui motive
une exception sur ce point. La forme, on ne peut le nier,
est le produit de lois constantes, c'est l'effet nécessaire
d'une cause : or, le sexe est-il autre chose qu'une forme ?
Comme elle donc il doit tenir à des lois ; il s'agit seulement de les déterminer. Et pourquoi n'y parviendrait-on
pas ? Méditons, me dis-je, observons surtout, et proba-
blement nous arriverons à des découvertes qui nous per-
mettront de bâtir un système à l'aide duquel nous pour-
rons prédire le sexe de l'animal avec autant de certitude
qu'on prédit sa taille, sa forme et sa couleur.

Telle était ma conviction lorsque, il y a huit ans, je

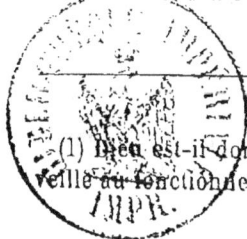

---

(1) Dieu est-il donc un automate ? Non, puisqu'il préside et
veille au fonctionnement des lois qu'il a créées à l'origine.

commençai mes études analytiques sur cette matière.
N'ayant encore en vue que la production du bétail, j'étu-
diai particulièrement les espèces ovine et bovine ; mais
après deux ans d'observations, si mes soins n'avaient pas
été tout-à-fait sans résultat, j'étais encore loin de mon but.
J'avais eu occasion de remarquer cependant que le sexe
de mes agneaux était assez souvent le même que celui du
parent le plus fort, le plus puissant ; et je pus tenir à peu
près pour certain que la force, ou puissance physique du
parent, influe considérablement sur le sexe ; mais elle
n'en est pas l'unique cause ; car lorsque je ne considérais
que ce seul principe, je me trouvais trop souvent en défaut : les exceptions étaient trop nombreuses pour qu'on
pût se permettre de poser une règle générale. Au contraire, et ceci n'était pas sans importance, je voyais que
les autres formes du corps sont beaucoup plus souvent
dues au concours du parent le plus fort. Le sexe, pensai-je,
doit donc tenir à une autre cause que la force ou puissance
physique, agissant en concurrence ou en harmonie avec
elle ; à une cause plus intimement liée que celle-ci au sexe
des parents. Ma pensée se porta naturellement vers la passion animale au moment de l'union. Je lui soupçonnai un
rôle puissant, et je conclus que la résultante de sa combinaison avec la puissance physique devait être la cause dé-
terminante du sexe, en vertu de ce principe que, qui a
plus donne plus ; ou de cet autre, que les impulsions données par des forces inégales sont entre elles comme ces
forces.

On a dit, ce me semble, ou c'est moi qui l'ai rêvé, que
le sexe est dû à la vertu prolifique du parent ; c'est peut-
être vrai ; la raison et l'analogie semblent le dire. Mais qui
m'assurera que cette vertu n'est pas précisément la résultante de ces deux forces, *puissance physique* et *passion
animale* ? En ce cas, il y aurait accord entre les deux sys-
tèmes, et le mien aurait l'avantage de mettre en relief, et
de rendre manifeste à tous, une loi dont l'autre n'avait
fait qu'accuser l'existence.

Quoi qu'il en soit, j'avais une idée féconde : je vis dès-
lors le sexe résulter de la passion animale et de la puissance physique comme le troisième angle d'un triangle est

la conséquence des deux autres : mon système était bâti. Toutefois il fallait expérimenter, car l'expérimentation seule peut donner de la consistance à un système, quelque rationnel qu'il paraisse d'ailleurs. Je voulus le faire en tenant compte de ce nouvel élément. Mais comment juger de la passion, chez les animaux, sans raison et presque sans physionomie? Elle y existe sans doute, mais si cachée que nul naturaliste, à ma connaissance du moins, n'a pu dire avec quelque apparence de vérité à quels signes on peut la raconnaître et constater du côté de quel parent elle se trouve. J'ai voulu essayer de percer moi-même ce mystère, et, j'ai le regret de le dire, mes peines ont été perdues.

Mais les causes du sexe, me dis-je alors humilié par l'insuccès, ne sont-elles pas les mêmes pour l'espèce humaine que pour les autres animaux? Changeons seulement les termes ; appelons simplement *puissance* la puissance physique, résultat de la force corporelle, de la vigueur, de la jeunesse, etc., et *amour* la passion animale, et continuons nos observations sur l'espèce humaine. Notre but sera changé, il est vrai, mais celui-ci ne sera pas sans quelque intérêt.

Or, chez l'homme, les expériences sont bien autrement faciles. D'abord il n'y a guère lieu de se tromper sur la question de savoir de quel côté se trouve la puissance. Et, quant à l'amour, on sait toujours s'il se trouve du côté de l'homme ou de la femme, ou du moins on a des règles à peu près sûres pour fixer à cet égard.

Je passai donc sans transition de l'étable à la chambre conjugale, de l'espèce ovine à l'espèce humaine. J'y étais autorisé par l'analogie qu'attestent les naturalistes. Cette analogie, si peu poétique, me choquait d'abord ; je n'osais l'admettre, et venir, la plume encore imprégnée de l'odeur de l'étable, traiter un sujet où la femme, l'être poétique par excellence, joue un si grand rôle. Pour une telle fin ne faudrait-il pas en effet une plume toute pure? J'aurais voulu que la mienne répandît le parfum de la violette et de la rose. Mais outre que je ne puis espérer d'imprimer à mon travail ce charme délicieux qui gagne au moins l'indulgence des femmes, que, d'un autre côté, je dois à la vérité de dire ce que j'ai fait, n'ai-je pas l'exemple de plus considérables que moi qui vont gaiement et sans précautions oratoires, de l'espèce humaine aux autres animaux, de la femme à la brebis et réciproquement? Je ne risque donc pas de m'égarer à les imiter. Après avoir fait ces réflexions mes scrupules tombèrent, et dès le lendemain mes expériences avaient changé de terrain comme de but. On en va lire les résultats.

CHAPITRE II.

Faits à l'appui du système.

Il est de règle de logique qu'avant d'admettre comme certain un principe synthétique quelconque, on doit lui faire subir le contrôle de l'analyse. Si les faits ne contredisent pas, ou mieux s'ils viennent corroborer ce que la synthèse avait avancé, il y a tout à parier que celle-ci avait dit vrai. Mon système demandait donc des faits qui vinssent à son appui. J'étudiais, en conséquence, tous ceux que je voyais se produire sous mes yeux. J'en cherchais partout, et plus j'observais, plus je voyais des motifs propres à me persuader de la vérité de mon système. Ainsi, dès le début, je constatai un fait curieux qui me frappa fort et qui ne contribua pas peu à m'encourager dans mes recherches : force garçons aux laids maris et nombre de filles aux laides femmes. Ce phènomène, qu'il est si facile d'observer, tend à prouver une chose, et c'est en quoi il me frappa et me réjouit : c'est que l'amour contribue puissamment au sexe. Il est naturel, en effet, que de deux époux unis par mariage, le plus laid soit le plus amoureux; et s'il donne le sexe, c'est une preuve que l'amour y imprime son sceau, qu'il entraîne la balance.

Pendant que ce phènomème si remarquable me persuadait de plus en plus, d'un autre côté, les naissances que je voyais m'apportaient autant de témoignages confirmatifs. Les nouveaux-nés des mariages dont j'avais suffisamment connu les parties se trouvaient être des garçons ou des filles, selon que je l'avais prédit, même avant leur conception. C'est au point, car je manifestais assez souvent mes prétentions, que plusieurs mères de famille se prirent tout de bon à me regarder comme un être infernal, capable de faire naître à mon gré les garçons ou les filles du pays. Dernièrement encore, j'ai été forcé de me cacher pendant trois jours pour éviter le ressentiment du père d'une petite fille nouveau-née qui m'accusait d'avoir, par maléfices, changé le sexe de cette enfant dans le sein de sa mère.

Au surplus, voici en toute sincérité et vérité quelques-uns des faits pris au hasard dans la liste de ceux que j'ai recueillis, et qui déposent en faveur de mon système :

1° En janvier 1857, Madeleine Lasalle, femme énergique et sentimentale, eut la chance que n'ont pas bien d'autres, d'être unie à l'objet de ses affections, Jean Pettelaud. Le mari était robuste, énergique et d'une force corporelle respectable, mais peu capable d'amour. Il prenait une femme, non pour l'aimer, mais pour avoir une cuisinière. Hélas! bientôt il en aura plus qu'il ne voudrait; car, depuis son mariage, le bon Dieu et sa femme lui ont donné trois filles.

2° En février, même année, Marguerite Pagès, jeune brune élancée, bien formée, d'une physionomie marquée au coin de la force et de l'énergie, mais esclave de sa piété filiale, céda aux instances de sa mère et donna sa main à Louis Roques, jeune homme de vingt-cinq ans, d'une puissance assez raisonnable, mais surtout éperdûment amoureux de sa belle compagne. Avant la fin de l'année ils réalisèrent ma prédiction : ils eurent un garçon des mieux conditionnés qu'on puisse voir.

3° Toujours en février 1857 : Agathe Bousty, respectable coquette de trente-trois ans et trois mois, faible de corps et d'une énergie en partie épuisée à Paris où elle avait été sous-maîtresse de pension; trop malheureuse-

ment trompée jadis dans ses tendres affections pour aimer
encore autre chose qu'une position solide, fut sollicitée à
mariage par un jeune homme grêle, petit, maigre, véritable extrait d'homme enfin, mais nerveux et passable-
ment énergique, romanesque par-dessus tout, et idolâtre
des charmes mûrs et du joli gazouillement de l'ancienne
jeune fille. Ce jeune homme était mon ami ; il savait mes
prétentions à prophétiser le sexe des enfants ; il me pria
de lui expliquer le rébus de sa femme, déjà enceinte de
trois mois. C'est un garçon, lui dis-je, ou ce n'est rien.
Effectivement, le résultat me donna gain de cause.

4° Au mois d'octobre, même année, Louise Balayon,
autrefois jeune modiste, et actuellement rentière, se pour-
vut d'un homme ; c'était un puissant joûteur, un ex-dra-
gon. Il n'était pas homme à aimer passionnément sa
femme, dépourvu de graces et de beauté ; mais celle-ci le
lui rendait bien. Il avait pourtant un avantage dominant,
c'était la puissance. J'opinai pour un garçon des plus mâ-
les : ce fut un Esaü, sauf que les moustaches au lieu d'être
rousses, se trouvèrent noires comme celles des dragons.

5° 1er novembre, même année, Elisa Coste, jeune
blonde, robuste, forte mais calme, un peu lymphatique,
capable d'amour, mais d'un amour sage, posé, fut unie à
un ex sous-officier, Fiacre Deslandes, homme mince,
grêle, mais vigoureux et ardent comme un soldat, et
comme soldat aussi capable de puissants sentiments : il
aimait passionnément sa jeune et belle compagne. Avant
son mariage je lui prédis un garçon, et dix mois après il
croyait à mon système.

6° Même mois et même année, Eléonore Gasard, fade
blonde, ardente et forte, puissante comme la femme de
l'Evangile, épousait un frêle mirmidon, épuisé par le travail, ardent, mais faible, et peu propre à supporter les
charges du mariage. De longtemps il ne devait donner
qu'avec parcimonie. Or il a eu trois filles en quarante
mois. Je dirai ci-après comment un beau jour la balance a
incliné de son côté.

7° Au carnaval de l'année suivante, janvier 1858, Nathalie Roche épousa Aristide Ravord. Ils étaient tous deux jeunes et forts, vifs, robustes et également énergiques ; mais la jeune personne timide et n'osant qu'à peine aimer son mari, qui du reste n'était pas beau, ne devait produire qu'un contingent générateur médiocre. Le mari au contraire était passionné pour sa gracieuse et belle femme, pourvue de tous les charmes de la jeunesse, de la fraîcheur et de la vertu. Le concours du mari devait donc l'emporter : il eut un garçon neuf mois justes après son mariage.

8° Vers la fin de ce carnaval, Clarisse Lortal, jeune et piquante brune nouvellement sortie de pension, vive, fraîche et pure comme la brise du matin, d'un cœur poétique et tendre, capable du plus vif attachement, donnait sa jolie main à M. Victor Bertholon, jeune avocat intelligent et studieux, l'orgueil de ses parents, le lion du pays, brillant mais sage, doué de sentiments élevés, et rentré pur de l'école de droit ! Il semblait destiné à faire le bonheur de sa femme, comme sa femme le sien. Et, par une coïncidence bien rare, il n'était pas plus facile de constater chez l'un des deux époux une supériorité sur l'autre sous le rapport de la puissance. Aussi je n'osai prédire. Ils eurent un garçon ; mais si semblable à sa mère, que deux violettes venues sur la même feuille ne se ressemblent pas mieux.

9° Au mois d'avril suivant, Aristide Comte, ancien marchand de laine, homme encore vert, mais âgé de cinquante-cinq ans, plus capable d'amour pour ses louis d'or que pour une femme, épousa Eulalie Alibert, maîtresse de pension, femme pieuse, jeune, robuste. Cette union était un mariage de raison, l'amour en fut banni. Madame Comte avait un avantage sur son mari, la jeunesse, par suite la force, et une énergie peut-être primitive : je prédisis une fille et ma prophétie fut vraie.

10° En février 1858, Alexis Jean, très bon et fort joli garçon, qui depuis huit ans cherchait une ménagère dans toutes les maisons où se trouvaient des filles à marier, se résigna enfin à épouser Marie Lubec qui depuis sept hivers soupirait après le moment où elle pourrait se dire, *enfin j'en tiens un !* Il existait entre les deux époux une proportion bien gardée de force et d'énergie. La mariée n'était pas faite pour inspirer de l'amour ; mais en revanche elle ne pouvait se faire à l'idée, après une si cruelle attente, d'avoir enfin rencontré un si charmant mari ; elle l'aimait avec fureur. Je lui annonçai une ou plusieurs filles : elle porte en ce moment la troisième dans son sein.

11° En décembre même année, Victor Laforêt, jeune et joli garçon, mais de force et d'énergie moyenne, cédant aux instances de sa mère, véritable empereur de la maison, épousa Maria Fragose avec un amour des plus intenses pour les écus de sa fiancée, mais fort peu pour la future elle-même, car Vénus avait négligé de la parer. C'était une femme grosse, forte et laide; et par un caprice de la nature elle avait reçu en partage un cœur tendre et capable d'un amour aussi fort que durable. Il était naturel qu'elle se prît tout de bon à aimer son mari. Je prévis tout : j'annonçai une fille qui vint à point nommé, et qui sera bientôt plus grosse et plus puissante que sa mère.

Je pourrais étendre considérablement cette série de faits en copiant simplement la liste de mes observations sur les mariages que j'ai vus se former depuis huit ans; mais outre qu'une pareille citation n'est pas indispensable et pourrait facilement devenir ennuyeuse, il me suffit d'attester qu'une seule fois ma science a été en défaut par suite de la précipitation que je mis à juger de l'amour des époux. De plus, comme on pourrait me demander si mon système ne s'applique qu'aux ménages nouveaux, je veux répondre d'avance à cette question en donnant ici une courte série de faits relatifs à des ménages anciens que le lecteur connaît déjà. On verra que les prédictions que je leur ai faites pour leurs seconds, troisièmes ou quatrièmes enfants ne se sont pas moins bien réalisées, et que, à mesure que par suite de circonstances, des modifications propres à faire changer la balance se sont produites dans la puissance ou l'amour des époux, le fruit de leur union a dû être et a été, en effet, tout autre que précédemment. Venons aux faits.

Après que Marguerite Pagès du numéro 2 eût donné

deux jolis garçons à son mari , le premier rapport des forces génératrices fut changé. Des peines morales particulières au mari, et qu'il eut soin de cacher à sa femme
pour ne pas l'affliger inutilement , l'affectèrent si fort que
sa santé en fut longtemps altérée. Il perdit , avec une partie de ses forces, une partie de son énergie. Sa jeune
femme ne se doutait de rien : elle nourrissait ses enfants
en se jouant et conserva sa force ; on eût dit même que
son énergie allait croissant. Quant à l'amour il était de
part et d'autre également vif et solide. Il était donc évident
que l'énergie faisait incliner la balance du côté de la femme.
Je prédisis une fille en juin 1860 : elle reçut le jour au mois
d'octobre suivant.

Vers la même époque j'annonçai aussi une fille à Mme
Deslandes du numéro 5. Je voyais bien que le rapport des
énergies n'avait guère varié ; mais Mme Deslandes était
toujours dans la même tendresse d'amour pour son mari,
tandis que le cœur de l'ex-caporal avait changé de garni-
son (les maris sont stupides). Je marquai à Mme Deslandes
son avantage sur son mari , et au mois de septembre elle
me fit parrain d'une jolie petite poupée que , de mon nom,
je voulus appeler Léonie.

A la fin de la même année , une maladie rompait l'harmonie des forces qui existait d'abord entre les mariés du
n° 6. Au mois d'octobre, le mari fut atteint d'une fièvre
typhoïde dont il ne se rétablit qu'en janvier 1860. Or,
pendant une convalescence, on est généralement laid,
grognon, ennuyeux, peu propre à inspirer de l'amour.
D'un autre côté, les forces reviennent chaque jour ; on
sent presque la vigueur croître comme à vingt ans ; on est
amoureux comme à cet âge. Un époux , dans ces condi-
tions, peut plus que l'autre : le sexe de l'enfant doit lui
appartenir. Je prédisis un garçon à Eléonore, le 1er novembre 1860. Tout le monde riait de ma témérité, ce mariage n'ayant encore donné que des filles. Le 12 du même
mois, on rendait justice à mon système ; car la blonde
Eléonore venait de donner le jour à un poupon doré, ravis-
sant.

En juin 1860 , le temps avait apporté des changements

dans le ménage d'Aristide Ravord. Nathalie avait beaucoup perdu de ses charmes d'autrefois. Deux robustes garçons qu'elle avait nourris l'avaient fatiguée et vieillie ; de plus, par suite de malheurs domestiques, son caractère s'était aigri, et, femme essentiellement vertueuse, elle aimait toujours son mari; mais l'amour du mari s'était refroidi, peut-être même n'en avait-il plus. Je prophétisai une fille en juin 1860, et au mois d'août mon système avait une preuve de plus.

Deux jours après cette naissance, je vis les mariés Comte, du n° 9. Le marchand de laine semblait avoir oublié ses écus pour ne s'occuper que de sa charmante femme, qui, par la gentillesse de son esprit, les grâces de sa personne, l'avait rendu aussi amoureux qu'un homme de vingt ans. De son côté, elle avait perdu une partie de sa puissance, résultat des soins qu'elle s'était imposés pour nourrir sa première fille. Elle était enceinte de six mois à cette époque, et elle voulut avoir de moi la clef de son rébus. Vous aurez donné trop d'avantages à votre mari, lui dis-je, pour n'avoir pas un garçon. Le jour de la délivrance, 2 décembre, me donna pleine raison.

Si je parcourais la longue série de mes observations, il me serait facile de faire voir que, pour les anciens comme pour les jeunes ménages, mon système est à peu près infaillible. Mais d'un côté, le lecteur qui ne connaît pas les personnes dont il est ici question y trouverait peu d'intérêt; de l'autre, il me semble que ceux que j'ai rapportés sont assez nombreux, et parlent assez haut pour qu'il me soit permis de proclamer, dès cette heure, que le sexe des enfants est essentiellement lié à la puissance et à l'amour des parents; qu'il en est la conséquence forcée. D'où il suit, qu'en connaissant le rapport de ces forces entre elles on connaît aussi le sexe de l'enfant qui doit naître. Pour moi, je le dis en toute sincérité, le doute ne m'est plus permis : je crois à mon système comme en Dieu, et j'ai la confiance que ceux qui en feront l'application y croiront de même.

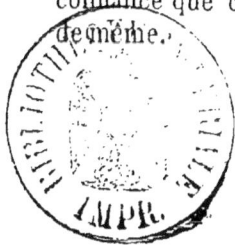

CHAPITRE III.

Application du système.

Après avoir établi les bases sur lesquelles repose mon système, il me reste à indiquer les moyens d'en faire l'application : ils sont simples et faciles. Rappelons d'abord que quatre forces groupées en deux faisceaux sont en présence et en opposition dans la génération. S'il pouvait arriver que ces deux faisceaux fussent en équilibre dans la conjonction, la résultante serait nulle et l'enfant serait peut-être une monstruosité; mais cela n'est pas à craindre, car en admettant ce qu'on n'admet pas même en physique pour deux gouttes d'eau, que la puissance du père et de la mère fussent parfaitement égales, l'amour viendrait indubitablement faire incliner la balance d'un côté ou de l'autre et donner ainsi à l'un des époux la vertu génératrice du sexe. Or, il ne peut jamais exister en réalité que trois modes d'opposition des deux faisceaux :

1º Ou les deux forces d'un même faisceau l'emportent individuellement sur les deux forces correspondantes du faisceau opposé, et alors le sexe est donné par l'époux auquel appartient ce double avantage : si c'est au père, le fruit est un garçon ; si c'est à la mère, le fruit est une fille ;

2° Ou deux forces correspondantes sont à peu près égales, et les deux autres, selon toute probabilité, seront d'une inégalité plus sensible, et l'excès de l'une sur l'autre, qui est pareillement l'excès des sommes ou faisceaux, donnera ou un garçon, si l'avantage est au père; ou une fille, s'il est à la mère;

3° Ou bien enfin, les deux forces de même nature seront différentes et donneront des résultantes partielles, l'une en faveur du père, l'autre en faveur de la mère, et alors la différence des deux résultantes partielles indiquera le sexe de l'enfant attendu.

Mais, dira-t-on, en admettant que la puissance et l'amour soient réellement les causes génératrices du sexe, que ce soit la différence entre les résultantes de ces quatre forces composées deux à deux, est-on bien avancé dans la solution de la question? N'est-ce pas reculer la difficulté sans la résoudre? Car enfin, où sont la puissance et l'amour dans un mariage considéré?

Certes, je suis loin de prétendre que chez un ménage que l'on voit pour la première fois, ou que l'on connaît peu, il soit très facile de juger de la puissance et de l'amour réciproque des époux pour baser là-dessus des calculs aussi précis que sur la gravitation de deux globes célestes; mais on m'accordera sans difficulté que dans le milieu où chacun vit, il se trouve des ménages que l'on connaît, des époux dont il est facile de déterminer la puissance et l'amour, chez lesquels il est aisé de faire la somme des éléments deux à deux et de comparer les résultantes pour préciser de quel côté se trouve l'avantage sommatoire. Il n'y a donc pas de difficulté sérieuse dès-lors qu'on connaît les époux, et c'est seulement dans ces cas, qui touchent de près, qu'on peut avoir le désir de connaître l'avenir. Est-on bien intéressé, en effet, à savoir, avant leur naissance, le sexe des enfants dont les parents nous sont inconnus? Que m'importe à moi de savoir le sexe de l'enfant que porte en son sein la femme du roi de Tombouctou? Je ne prétends donc donner à mes amis qu'un système applicable à des amis, ou tout au plus à des connaissances.

Toutefois, je ne dis pas qu'il soit absolument indispensable d'avoir vécu dans le commerce ou l'intimité des parents pour connaître d'avance le sexe des enfants qu'ils doivent avoir. Souvent, en effet, il suffit de certaines règles pour connaître avec assez de précision l'intensité de la puissance et de l'amour chez les époux, et la manière dont ces forces se comportent, par suite, pour être en état de prédire le sexe de leurs enfants.

Cherchons premièrement les caractères auxquels on peut reconnaître la puissance, quoique ce soit peut-être celle des deux forces qui influe le moins sur la production du sexe.

Et d'abord, on convient assez généralement qu'une personne d'une corpulence avantageuse est une personne forte, non que cette règle ne souffre des exceptions nombreuses; mais quiconque, avec une taille élevée, possède une large poitrine, de larges épaules, de gros bras, qui est bien pris et bien proportionné, peut être, à priori, considéré comme homme fort. Dans la classe des hommes qui ne vénèrent que la force physique, on le fait si bien, qu'on se sent ému à l'aspect d'un homme qui domine par sa haute taille, la rondeur de son corps, le volume de ses membres. Toutefois, avec ses avantages de la taille, une personne peut en réalité n'être pas forte; il est même quelque peu fréquent de voir de ces colosses tomber mollement au moindre souffle; ce sont des corps lymphatiques, obèses, sans énergie ni vigueur, et ceux-là, certes, ne sont pas de mes puissants, je leur attribue peu de pouvoir dans mon système. Je classe semblablement dans la même exception ceux qui, avec les mêmes avantages, seraient atteints d'une de ces maladies intérieures, soit de langueur ou autres qui enlèvent, et souvent sans retour, toute vigueur et toute force. Mais malgré cette double exception, il restera toujours assez de personnes réellement fortes, parmi celles d'une corpulence avantageuse, pour que cette circonstance puisse être considérée comme un caractère de la puissance, et comptée comme un point important dans le problème du sexe de l'enfant.

Semblablement, une personne de taille médiocre, même inférieure, mais grosse, forte, trapue, aux épaules larges et carrées, pourvue de bras musculeux, de membres pleins de nerfs, est aussi une personne puissante, si d'ailleurs elle est animée de vigueur et d'énergie et servie par une bonne santé.

Par elles-mêmes, la vigueur et l'énergie peuvent donner la force et accroître la puissance. On voit quelquefois des personnes dépourvues des autres avantages matériels dont nous venons de parler, mais mues par une âme d'une trempe ardente, qui sont toutes sang et toutes nerfs; des gringalets capables de terrasser un colosse : chez ces personnes la vigueur et l'énergie sont la puissance même; ils possèdent un point de plus que ceux qui sont dépourvus de ces avantages.

La santé, la robusticité sont aussi des indices de la puissance; il suffit, à la manifestation de cette vérité, de considérer combien on est faible soi-même quand on est affligé de maladies ou qu'on est habituellement malade. L'époux bien portant et robuste peut donc se considérer comme pourvu d'un avantage au-dessus de son conjoint dans la partie qui va se jouer. Observons cependant comme une scholie qu'une maladie heureusement dénouée procure au sujet convalescent un apanage considérable de force, du moins pour un temps. La convalescence est une seconde naissance, une croissance nouvelle. On se sent jeune comme à vingt ans et l'on peut autant qu'à cet âge de la vie. On doit donc ranger, parmi les grands points à donner à un époux, sa convalescence au moment où le problème s'écrit.

On ne contestera pas, je l'espère, que l'âge ne soit une cause de puissance comme de force corporelle. De vingt à trente ans, par exemple, l'homme et la femme sont formés, noués, complets, dans toute la plénitude de leurs facultés. Plus ils sont près de cet âge, plus aussi ils ont de puissance, et, par une raison contraire, plus ils s'en éloignent, moins ils peuvent. Aussi rien de plus choquant que ces mariages à l'officière, où l'on voit une jeune personne, arrivée seulement aux portes de la jeunesse, capable de fournir toute une carrière, cruellement liée à un vieillard, hélas ! qui ne devrait vouloir que le repos !!! Et cependant, telle est la bizarrerie de notre organisation sociale, que ces mariages, si affreusement disparates, s'accomplissent tous les jours. Dira-t-on qu'un vieillard peut apporter dans l'union conjugale le même contingent de puissance que le jeune époux? Evidemment non. A celui-ci apppartient donc un grand avantage pour donner la solution du problème.

Mais le plus grand avantage physique que l'un des époux puisse avoir sur son conjoint, c'est une jeunesse sage et vertueuse : des antécédents irréprochables et des mœurs pures, voilà une puissante cause de force conjugale. « Soyez sages et continents, disait Lamert à des jeunes » gens qu'il aimait, et un jour vous serez puissants. » En effet, rien n'épuise les jeunes gens comme l'incontinence ou l'abus de ces forces naturelles que le Créateur leur avait données pour un si noble usage. Et cependant, que de jeunes garçons qui, dès leurs premières années de collége, commencent à martyriser ces forces pour aller les achever plus tard près des écoles de droit et de médecine! Combien peu de pensionnats, de l'un et de l'autre sexe, qui pourraient, sans mentir, se dire irréprochables! Ainsi s'épuisent les jeunes gens; et celui qui, antérieurement à l'union conjugale a le plus prodigué ses forces, est dès-lors inférieur à son conjoint. Mais il faut le reconnaître, l'éducation des garçons étant plus longue que celle des demoiselles, ils ont plus de temps aussi pour se prodiguer, et ils entrent ensuite dans la carrière conjugale, faibles ou près de le devenir, relativement inférieurs à celles qu'ils se choisissent pour compagnes. Aussi, ai-je pu constater que onze de mes amis, anciens étudiants en droit ou en médécine, ont tous débuté dans la famille par des filles, et je suis convaincu que ce ne seront pas les dernières que Dieu leur donnera, s'ils ont encore des enfants.

Ainsi, sauf les exceptions établies, rangeons parmi les causes de puissances : la force corporelle, la robusticité, la vigueur ou énergie, la jeunesse, la continence; et partout où nous les reconnaîtrons attribuons-leur un titre de supériorité, un caractère de la force qui donne le sexe.

Il n'est pas moins facile de reconnaître la supériorité de l'amour, et même de son intensité chez deux époux connus. D'abord, il est de loi naturelle, incontestable qu'on n'aime bien qu'une fois. Celui donc qui aura beaucoup aimé avant le mariage n'aimera plus guère pendant sa durée, et s'il n'a d'ailleurs un très grand avantage par la puissance, on peut assurer d'avance qu'il sera absolument incapable de donner le sexe. Malheur à vous, jeunes personnes, qui avez longtemps porté dans votre cœur une image chérie et l'avez vue passer en d'autres mains ! Vous désireriez une petite fille gentille comme vous : eh bien ! si vous avez vu votre gracieux roman se fondre au jour de votre mariage ; si vous avez été crucifiées à un capitaine en retraite, dévouées par un père cruel à la toque d'un homme de loi ; si vous avez autrefois ressenti les atteintes du véritable amour, vous n'aimerez plus, et, contre vos vœux, vous n'aurez qu'un garçon à votre début. Et vous, jeunes gens des écoles de droit et de médecine ; vous tous gentils cavaliers des Rose-Pompon et des Claras ; vous épouserez une jeune et fraîche pensionnaire qui vous aimera bien, mais vous aurez une fille pour commencer, et ainsi de suite jusqu'à ce que la balance incline de votre côté.

Mais il est d'autres causes d'amour qui viennent de plus haut. Ces causes ne sont pas dans celui qui aime, mais plutôt dans la personne qu'il aime. Or, qu'est-ce, en général, que le cœur aime ? Evidemment c'est ce qui plaît, et comme tous les cœurs sont à peu près coulés sur le même moule, on peut dire, sauf quelques exceptions, que ce qui plaît à l'un plaît à tous ; je n'en veux pour preuve que le nombre des captifs de nos reines du jour, et le nombre des bonnes fortunes de nos lions. Mais qu'est-ce qui plaît et captive dans ces personnes ainsi favorisées ?

Premièrement la beauté : tout y est sensible et l'aime. Quelle émotion n'éprouvent pas les hommes à l'aspect d'une femme dont la douce figure respire la jeunesse, la fraîcheur et les grâces ! Un tour d'oreilles et un cou velouté et blanc comme l'hermine, des épaules doucement arrondies sur une taille svelte et moelleuse, ne font-ils pas palpiter un cœur doué de quelque sensibilité ? Quel est celui qui ne s'est pas senti ému lorsque ses lèvres se portaient malgré lui sur la double tresse de cheveux noirs qui couronnait le front virginal de Léontine? A son tour, la femme est-elle insensible à la bonne mine, à la figure ouverte et franche d'un jeune homme; à sa taille haute et bien prise; à l'air noble, fier et martial d'un jeune et brillant cavalier, à la douceur, la régularité et la majesté de ses traits? Combien aussi qui se sont prises au duvet naissant d'un jeune blondin! Combien encore dont le cœur s'est appendu aux crochets de deux moustaches brunes gracieusement taillées! Oui, la beauté est toujours sentie, et l'époux qui la possède donne à son épouse un avantage marqué par l'amour qu'il lui inspire.

Une autre cause, capable d'exciter énergiquement cette fibre du cœur où git l'amour, c'est la gentillesse. Il est des hommes qu'un je ne sais quoi rend supérieurement aimables auprès des femmes. Ce n'est pas seulement par une politesse délicate, par une continuité d'attentions naturelles accomplies sans efforts, de prévenances gracieuses, c'est tout cela réuni : les femmes aiment ce genre de petits soins que les nymphes rendaient à la Déité. Elles n'affectionnent pas moins les hommes qui savent charmer leur esprit par une conversation légère, joviale, amusante; des compliments délicats, des historiettes où brille la vivacité de la pensée, tout cela c'est la gentillesse et constitue une des qualités qui gagnent le cœur des femmes. Mais la récriproque n'est pas moins vraie. Je ne connais rien de plus séduisant que le gentil caquet d'une femme vertueuse. Il y a, chez elle, quelque charme, quelque puissance mystérieuse qui s'insinue doucement dans nos cœurs et vient en prendre possession en maître..... Je n'ai pas encore trouvé d'homme, sauf M. Ulysse, qui ait su s'empêcher d'aimer, quand il a pu, une fois seulement, prêter l'oreille à ce doux gazouillement. Tant il est vrai que la gentillesse est aimable et que l'époux qui en est doué ne manque pas de donner un avantage à l'autre, en lui inspirant plus d'amour.

Enfin, la coquetterie, qui n'est pas certes la gentillesse, mais qui lui ressemble, vient à son tour apporter à l'amour le contingent de ses forces. Je ne sais si, pour gagner des cœurs, les hommes font usage de ces armes ; j'ignore même en quoi peut consister la coquetterie chez les hommes ; mais je dois présumer qu'elle existe pour faire le pendant de celle des femmes et qu'elle doit avoir comme elle sa puissance. Il est vrai que quelques moralistes ont prétendu que la coquetterie a peu de pouvoir sur les cœurs ; mais à ceux-là je réponds : « Nombrez-moi les » victimes qu'ont su faire une gaze agitée à propos, un » pied mignon avancé à dessein, un bras blanc gracieuse- » ment posé, et si l'œuvre dépasse votre savoir mathéma- » tique, souffrez que je range la coquetterie parmi les » causes capables d'inspirer l'amour. »

Ainsi, virginité du cœur, beauté physique, gentillesse d'esprit et de manières, coquetterie enfin, voilà le quadrilatère conjugal quant à l'action de l'amour. Lors donc qu'on voudra faire l'application de mon système, on n'aura qu'à examiner, chez les époux, les causes auxquelles sont liées l'amour et la puissance ; composer ces deux forces de chaque côté, comme par un procédé mécanique, comparer les deux résultantes entre elles : si l'avantage est au mari, garçon ; sinon, fille.

CHAPITRE IV.

Conséquences du système.

Il en est d'un système établi sur des fondements solides comme d'une vérité bien démontrée : une foule de conséquences en découlent immédiatement. Je pourrais, sans doute, me dispenser de donner ici celles qui dérivent du mien, et laisser ce soin à chacun en ce qui le concerne ; car, d'après ce qu'on a dû lire, ce travail serait désormais aussi aisé qu'attrayant. Mais j'ai cru bon de faire disparaître jusqu'à l'ombre même des difficultés, et c'est dans ce but que je prends moi-même le soin de tirer ici les trois conséquences principales de mon système (1).

La première, c'est le pouvoir qu'ont les époux d'obtenir à leur gré ou des garçons ou des filles. Audacieux paradoxe! dira-t-on. — Voyons. N'est-il pas vrai que nous avons éta-

---

(1) J'avoue qu'après avoir tiré de mon système la première de ces trois conséquences, j'en fus réellement effrayé ; un digne prêtre que j'avais prié de vérifier mon travail, sous le rapport de la morale, m'engagea à supprimer cette partie. Toutefois après un long plaidoyer, il fut obligé de convenir que si mon système est vrai, et je n'en saurais douter, je ne pouvais reculer devant cette conséquence, qui en suit aussi nécessairement qu'un corollaire de géométrie, de son théorème fondamental.

bli le pouvoir absolu de la puissance unie à l'amour pour donner le sexe? N'est-il pas vrai aussi que la force et l'amour peuvent se modifier et se combiner de plusieurs façons? Or, ne peut-on pas établir cette combinaison en vue de l'objet qu'on se propose? Je crois fermement le contraire. D'abord, avant son mariage, si la jeune personne veut des garçons, elle doit s'unir à un homme ou plus puissant ou plus amoureux qu'elle, capable de l'aimer plus quelle ne l'aimera, et c'est facile : qu'elle choisisse de préférence un mari très laid ; puis, si elle n'est naturellement aimable, qu'elle tâche de le devenir, par la gentillesse, la coquetterie ou tous autres moyens propres à inspirer de l'amour. Si la jeune personne désire, au contraire, avoir des filles, ses soins doivent être diamétralement opposés. Au contraire, si c'est le jeune époux qui désire des garçons, qu'il prenne une femme toute aimable ; et si, malgré ces soins, il craint encore d'être trop aimé, par suite, d'avoir des filles, qu'il cherche à se défaire de la beauté, de la gentillesse qu'il a : ce sont des qualités de trop pour le but qu'il désire atteindre. C'est ce que je me propose de faire, quant à moi, dès que l'heureux jour de mon mariage sera arrivé ; car, moi aussi, je le dis en toute humilité, je crains d'avoir pas mal de filles : je me mettrai à priser du tabac, à fumer, à hanter les cafés ; ou je trompe fort, ou mon amabilité n'y résistera pas. Usez donc de mon procédé, jeunes gens qui êtes dans mon cas ! Au moyen de la tabatière, de la pipe, de la bouteille, vous obtiendrez tout à souhait. Quant à la puissance, vous pouvez la modifier au moment voulu à l'aide de débilitants et de toniques : le bouillon de bœufs pour fortifier et la tisane d'orge pour affaiblir. Il en est même d'autres, mais je défends ceux qui sont défendus.

On peut donc obtenir, chez un enfant à naître, le sexe désiré, par une combinaison heureuse, avant le mariage, des forces qui le produisent ; ou, après le mariage, par une adroite modification de ces forces. Le premier moyen est sans doute le meilleur ; mais si le mariage est déjà accompli, on est bien forcé d'en prendre les éléments tels qu'ils sont et de les modifier en vue du but désiré. Et comme je dois charitablement supposer que l'harmonie règne dans le ménage ; que lorsqu'un époux veut fortement un garçon ou une fille, l'autre adhère et le veut aussi, je compte qu'il y aura aisément unité de vues sur le sujet à modifier; qu'on tombera facilement d'accord sur le moyen le plus simple d'arriver : l'un d'eux saura certainement, dans l'intérêt commun, sacrifier une partie de ses charmes et de sa force. En somme, il aurait peu à faire; car en même temps que ses moyens diminueraient, on s'arrangerait de façon à augmenter ceux de l'autre, et la balance serait bientôt au point voulu. D'autant plus que tout est réciproque entre époux. En effet, si par l'obtention d'un garçon ou d'une fille on modifie aujourd'hui, à son regret, l'un des époux, demain pour une fille ou un garçon, il sera nécessaire d'amener l'autre au même sacrifice, et l'on reviendra ainsi au point de départ : nul n'aura rien perdu et ils se seront servis mutuellement.

Secondement mon système est un guide qui permet à l'officier de l'état civil, chargé d'enregistrer les naissances, de redresser les déclarations erronées que, par suite d'un coup-d'œil trop précipité, viennent quelquefois faire les parents. Un beau jour je me trouvais chez le maire de ma commune au moment où un jeune père que je connaissais vint déclarer la naissance d'un enfant auquel il dit vouloir donner les prénoms de Pierre-Artémon ; je fus surpris qu'il eût un garçon, et j'en fis paraître mon étonnement. Etes-vous fou, me dit-il? Je n'en sais rien, repris-je, mais il me semble que vous auriez dû avoir une fille. Avez-vous bien constaté les choses? On rit et l'on enregistra le prétendu Pierre-Artémon. Trois jours après, la jeune mère, presque remise, jouait avec son poupon, quand par hasard ses yeux s'arrêtèrent saisis d'étonnement...... Oh ! les sots, dit-elle ! et il fallut rectifier l'acte de naissance.

En troisième lieu, mon système permet de juger de l'amour réciproque des époux. Voulez-vous savoir si votre mari est inconstant? Voulez-vous savoir si votre femme vous aime ou vous trompe? Prenez mon livre ! Puis considérez-vous d'un côté tous les deux, de l'autre regardez vos enfants : si vos forces physiques ou votre puissance sont à peu près équivalentes, il faut, pour que l'amour de la femme soit plus fort que celui du mari, que parmi les enfants les filles dominent; si ce sont les garçons, il s'en suit que le mari aime plus que la femme.

Néanmoins, ici se place une observation : si avec une femme véritablement aimable et que le mari est bien sûr d'aimer plus qu'il n'en est aimé; si avec une femme qui ne devrait donner que des garçons on n'a que des filles, il est prouvé que la femme aime passionnément; mais tout cela est de mauvais augure : il y a à craindre que le loup ne soit entré dans le bercail, que le Minotaure n'ait fait une nouvelle victime. Mon système est donc en quelque sorte une coupe enchantée d'une nouvelle espèce. Je la donne comme on fait d'un joyeux présent, qu'on me fasse l'honneur de la recevoir de même ! Elle peut être utile ; mais il n'en faut pas abuser. Puisse-t-elle, dans l'intérêt de toutes les femmes, anges ou lutins, peu ou trop aimées, rassurer les maris jaloux, maintenir les autres dans une éternelle quiétude en les confirmant dans l'idée de leur bonheur, apporter enfin, dans tous les ménages, l'union, la concorde, la paix, la félicité ! Amen.

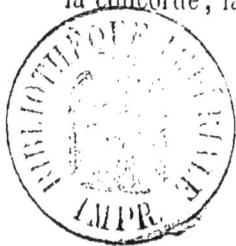

Rodez, Imprimerie de N. RATERY, rue de l'Embergue, 24.